TUBERCULOSE LATENTE RÉVEILLÉE SUBITEMENT

PAR UNE INTERVENTION

SUR UN AUTRE FOYER TUBERCULEUX

ÉTUDE EXPÉRIMENTALE

SUR L'ACTION DE CERTAINS POISONS TUBERCULEUX

PAR

M. le Docteur Maurice HUET

Ancien interne à l'Hospice général de Tours

PARIS

G. STEINHEIL, ÉDITEUR

2, RUE CASIMIR-DELAVIGNE, 2

—

1906

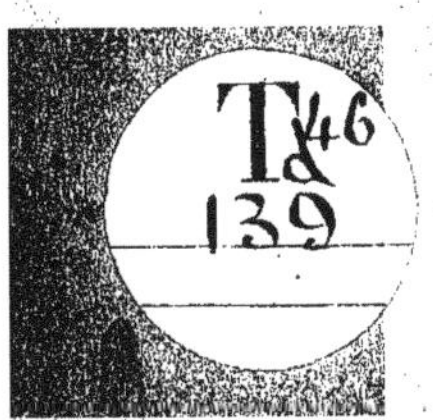

TUBERCULOSE LATENTE RÉVEILLÉE SUBITEMENT

PAR UNE

INTERVENTION SUR UN AUTRE FOYER TUBERCULEUX

TUBERCULOSE LATENTE RÉVEILLÉE SUBITEMENT

PAR UNE INTERVENTION

SUR UN AUTRE FOYER TUBERCULEUX

ÉTUDE EXPÉRIMENTALE
SUR L'ACTION DE CERTAINS POISONS TUBERCULEUX

PAR

M. le Docteur Maurice HUET
Ancien interne à l'Hospice général de Tours

PARIS
G. STEINHEIL, ÉDITEUR
2, RUE CASIMIR-DELAVIGNE, 2

1906

A MA GRAND'MÈRE

A MON PÈRE

A MA MÈRE

Témoignage d'une affectueuse reconnaissance.

MEIS ET AMICIS

A MON PRÉSIDENT DE THÈSE

MONSIEUR LE PROFESSEUR HUTINEL

Médecin des hôpitaux
Membre de l'Académie de Médecine
Officier de la Légion d'Honneur

AVANT-PROPOS

Ce n'est jamais sans un souvenir ému que je me reporte aux années si heureuses que j'ai passées à l'Ecole de Médecine de Tours.

Je veux profiter de l'occasion qui m'est offerte ici pour témoigner à mon premier maître, le docteur P. Delagénière, qui fut toujours pour moi d'une si indulgente bonté, l'expression de ma gratitude et de ma profonde estime.

J'ai été l'interne des docteurs Bodin et Thierry : je les prie d'accepter l'hommage de ma reconnaissance, ainsi que mes professeurs à l'école, les docteurs Ledouble, Lapeyre, Meunier, Guibbaud.

Depuis près de deux ans, j'ai suivi aux Enfants-Malades les leçons de M. le Professeur agrégé Méry ; c'est à lui aussi que je dois l'idée de ce travail, et à ce double titre, je lui adresse l'expression de ma profonde reconnaissance.

Je tiens à remercier et à témoigner toute ma gratitude au docteur Armand-Delille : en me faisant collaborer à une étude expérimentale sur les poisons tuberculeux, il m'a été d'un bien grand secours pour ce travail.

M. le Professeur Hutinel m'a fait l'honneur d'accepter la présidence de cette thèse : qu'il daigne agréer avec mes remerciements bien sincères, mon hommage très respectueux.

INTRODUCTION

Dans le service du professeur Grancher, aux Enfants-Malades, nous avons eu l'occasion d'observer un cas aussi remarquable que rare.

On peut le résumer ainsi :

A un enfant, porteur d'un lupus de la face, on fait *une première fois* des scarifications ignées ; sans qu'il ait présenté antérieurement la moindre manifestation articulaire, il accuse, *dans la nuit même*, *une réaction très vive* du côté de son articulation coxo-fémorale, en même temps qu'il fait *une poussée de température*.

Au bout de quelques jours, les phénomènes s'amendent en partie.

A la suite *d'une deuxième séance* de scarifications ignées, *nouvelle réaction* du côté de l'articulation, et *nouvelle poussée de température*.

En présence de faits d'une telle netteté, il était permis de se demander s'il n'existait pas un rapport de cause à effet, de *quelle nature* il pouvait être, en somme, quel était le lien pathogénique.

Deux hypothèses se présentaient à l'esprit : ou bien, à la suite des scarifications, il y avait eu un transport à distance, par la voie sanguine et lymphatique, de bacilles tuberculeux, et une fixation de ces bacilles dans l'articulation; ou bien, ces scarifications avaient produit et mis en circulation des poisons tuberculeux, analogues comme action à la tuberculine, et ce sont ces poisons, ces toxines, qui subitement auraient réveillé un foyer tuberculeux existant déjà à l'état latent.

Dans cet ordre d'idées, nous avons entrepris, en collaboration avec le docteur Armand-Delille, chef de clinique aux Enfants-Malades, une série d'expériences, pour rechercher quels étaient les poisons tuberculeux qui pouvaient produire les mêmes phénomènes que ceux que nous avons observés chez notre jeune lupique.

Ces expériences feront l'objet de la deuxième partie de notre travail.

PREMIÈRE PARTIE

OBSERVATIONS

L'observation que nous avons sommairement exposée dans l'introduction a été communiquée au Congrès de la Tuberculose, tenu à Paris, l'année dernière, par MM. Méry et Terrien ; nous devons à leur obligeance de pouvoir la publier *in extenso*.

A ce même Congrès, à l'occasion de cette communication, nous avons entendu rapporter un fait presque semblable à celui qui nous intéresse. Nous publions cette observation qui nous a été fournie par le docteur Suarez de Mendoza.

Nous n'avons pas cherché à faire une bibliographie complète de ces faits (et la littérature médicale doit en contenir) ; nous nous sommes contentés de rapporter ceux que nous connaissons, et à en donner l'interprétation qui nous semble la meilleure.

Observation I.

L'enfant Germain Pig..., âgé de 8 ans et demi, entre à l'hôpital des Enfants-Malades, le 8 *novembre* 1904, pour y être traité d'un *lupus étendu de la face.*

Son état général est d'ailleurs excellent : jusqu'à ce jour, l'enfant a été à l'école, jouant et courant comme ses camarades ; l'examen des différents organes ne décèle aucune lésion. Ses antécédents eux-mêmes sont tout à fait négatifs : ses parents ne sont pas tuberculeux; il y a cinq autres enfants bien portants, et lui-même ne semble avoir fait aucune maladie antérieure.

Le 22 novembre, on fait une première séance de cautérisations au galvano-cautère.

Dès la nuit suivante, vers 3 heures du matin, il éprouve une violente douleur au niveau de la région inguinale du côté gauche.

Le 23, nous trouvons l'enfant souffrant très vivement de cette région; tout mouvement de l'articulation est impossible; la palpation, extrêmement sensible, permet de limiter une zone particulièrement douloureuse au niveau de l'aîne et de la région rétro-trochantérienne. Cependant, il n'y a pas trace de gonflement. *La température, ce matin, est à 38°9.*

A cause de la soudaineté de ces accidents, on hésite entre le diagnostic de rhumatisme articulaire aigu ou d'abcès d'ostéomyélite. On prescrit 4 grammes de salicylate de soude.

Le 24, la douleur est aussi violente ; il n'y a aucune rémission sous l'influence du salicylate de soude, dont on continue cependant l'usage.

Le 25, les phénomènes douloureux, loin de s'amender sous l'influence du salicylate de soude, se sont encore accentués. L'enfant souffre continuellement, même au repos, et il lui est impossible de faire le moindre mouvement. L'examen local montre une violente inflammation des régions avoisinant l'extension ; sur tout le pourtour de la hanche, la peau est légèrement rosée; elle est de plus sillonnée par de grosses veines sous-cutanées dilatées. Une palpation attentive permet de délimiter les points douloureux suivants : en avant, dans la région inguinale, la face antérieure de l'articulation est sensible; mais, le maximum de la douleur est la partie postérieure; le grand trochanter est douloureux à sa partie inférieure et antérieure; le col du fémur, surtout à sa partie postérieure est sensible : c'est là que siège le maximum de la douleur, et la pression fait pousser des cris à l'enfant.

Enfin, la température s'est élevée à 39°, hier soir, et 38° ce matin ; le pouls est rapide et tendu.

La constatation de ces différents signes, l'inefficacité du salicylate de soude confirment l'impression première, et le diagnostic d'ostéo-myélite devient très vraisemblable.

Le 26 novembre cependant, une détente très nette se produit; la température, ce matin, est à 37°8; les douleurs sont moins vives et n'existent plus guère à l'occasion des mouvements provoqués.

Le 29, l'amélioration continue ; la température est redevenue normale, et les phénomènes locaux se sont amendés ; la palpation n'est plus douloureuse ; il reste seulement une certaine gêne des mouvements de l'articulation coxo-fémorale, et, bien que la peau ait perdu sa teinte rosée des jours précédents, le réseau des veines sous-cutanées est encore très apparent.

Le 2 décembre, l'état général est excellent; on note seulement une limitation extrême des mouvements d'abduction et de flexion de l'articulation ; dès qu'on veut forcer un peu l'amplitude de ces mouvements, on provoque de la douleur.

Le 13, l'enfant subit *une deuxième cautérisation* de son lupus. Sous chloroforme, on fait aussi l'exploration de l'articulation coxo-fémorale : on note alors une limitation extrême des mouvements de flexion et d'abduction, tant que l'anesthésie n'est pas complète. Dans la résolution musculaire absolue, au contraire, la mobilité est complète ; il n'y a pas de craquements articulaires.

Le soir même, il commence à se plaindre de sa hanche ; la nuit, les douleurs ont augmenté de beaucoup d'intensité, et ce matin, l'enfant *présente exactement le même tableau clinique qu'après la première cautérisation. La température est à 39°*; la jambe et la cuisse sont immobilisées ; tout mouvement est impossible ; les régions antérieure et externe de la jambe sont sillonnées de grosses veines sous-cutanées comme la première fois. Il n'y a pas trace de rougeur de la peau, ni de gonflement.

Les points douloureux ont même siège que le 23 novembre : au niveau de l'arcade fémorale, et en arrière, au niveau du col du fémur ; à ce point la palpation est extrêmement douloureuse.

Le 20 décembre, ces diverses manifestations se sont encore amendées une fois, et il reste une extrême raideur articulaire.

Cependant, il est facile de constater que, depuis l'entrée à l'hôpital, l'état général s'est légèrement altéré; il s'est produit un peu d'amaigrissement et l'appétit a beaucoup diminué. De plus, à partir du mois de janvier, la température s'élève à 38° sans aucune raison apparente.

Observation II.

(Dr Suarez de Mendoza)

Je crois devoir vous rapporter un fait observé par moi, il y a quelques années à Angers.

Dans une maison amie, j'ai dû opérer un jour une fillette qui portait à la fois un lupus à la région sous-génienne et un gros nœvus à la partie postéro-inférieure du cou.

Il fut convenu avec la mère que les diverses interventions nécessaires pour arriver à la guérison de l'une et de l'autre affection seraient faites simultanément.

Dans la *première séance,* sous une légère anesthésie, je fis une large scarification du lupus avec le couteau de Balmano et des cautérisations profondes à l'aide de la pointe fine du thermocautère sur le nœvus.

Bien que la réaction ne fût pas trop vive, l'enfant passa deux mauvaises nuits, et le troisième jour, fut pris d'étouffements et de toux coqueluchoïde.

Le manque de tout prodrome catarrhal m'empêchant de croire à une coqueluche vraie, j'ai attribué la toux spasmodique à une irritation laryngienne, et je me suis contenté de prescrire une potion calmante et quelques inhalations chaudes.

Quelques jours après, tout rentra dans l'ordre, et je pus procéder à *une deuxième séance de scarifications* et de cautérisations. La journée qui suivit cette intervention se passa sans encombre, mais *le soir, la fillette fut prise de nouveaux étouffements et d'accès de toux coquechuloïde.* Les symptômes augmentèrent chaque jour, et pendant 15 jours je crus avoir affaire à une coqueluche sans prodromes, opinion qui fut ratifiée par un de mes amis, professeur à l'Ecole de Médecine d'Angers.

Mais à notre grande surprise, la prétendue coqueluche disparut en quelques jours, laissant seulement à sa suite un certain étouffement, lorsque l'enfant jouait, et une petite toux sèche intermittente.

Comme l'enfant qui était très bien portante par ailleurs, accusait un mieux considérable de ses lésions locales, je fis *une troisième séance*, semblable en tous points aux deux premières, et *pour la troisième fois, l'enfant fut prise de toux convulsive et de troubles respiratoires, comme les deux fois précédentes.* Ces troubles augmentèrent chaque jour d'intensité, des symptômes nouveaux vinrent assombrir le tableau, et, un mois après, l'état général s'étant profondément altéré, nous dûmes admettre que la prétendue coqueluche était sous la dépendance de l'adénopathie trachéo-bronchique.

Quelque temps après, le cortège symptomatique de la tuberculose pulmonaire à marche aiguë apparaissait dans les deux poumons, et, cinq mois après, l'enfant succomba à une tuberculose généralisée.

La famille, bien que très reconnaissante pour la peine que je me suis donné pour l'enfant, a toujours prétendu, suivant la logique du *post ergo propter hoc*, que c'est l'intervention chirurgicale qui, portant ailleurs l'affection extérieure de l'enfant, l'avait tuée.

Bien que je n'ai jamais admis dans mon for intérieur cette relation de cause à effet, il pourrait se faire cependant que la logique des parents fût dans ce cas la vraie, et que les accidents qui ont enlevé prématurément l'enfant puissent s'expliquer de la même façon que ceux que nous ont relatés dans leur intéressante communication MM. Méry et Terrien.

ÉTUDE PATHOGÉNIQUE

C'est un fait bien connu des chirurgiens que, lorsqu'on mobilise une articulation tuberculeuse, on peut consécutivement provoquer à distance, soit une tuberculose viscérale, soit même une méningite tuberculeuse.

M. Hutinel, faisant l'étiologie et la pathogénie de la méningite tuberculeuse écrit : « D'ordinaire, le point de départ de cette lésion n'est pas une lésion de voisinage : c'est un foyer tuberculeux situé dans un viscère éloigné... L'influence d'un foyer tuberculeux lointain sur l'infection des méninges n'est nulle part plus évidente que dans les cas de tuberculose chirurgicale » (1).

Et il cite ce cas d'un enfant qui a conservé une belle apparence, paraissant jouir de la plus parfaite santé, ne présentant à l'examen aucune lésion de ses organes, pas la moindre lésion pulmonaire appréciable. La hanche n'est pas malade, mais le membre étant dans une position vicieuse, on endort l'enfant, on pratique le redressement, on immobilise la cuisse dans un appareil : et au bout de deux ou trois jours, l'enfant vomit, il est pris de céphalalgie, et bientôt il meurt de méningite.

(1) Brouardel et Gilbert. *Traité de Médecine et Thérapeutique*, Maladies des méninges, p. 306.

Souvent, la méningite se déclare longtemps après, comme dans ce cas que j'eus l'occasion d'observer à Tours, dans le service du Dr Lapeyre.

Une jeune fille de 14 ans, atteinte, six ans auparavant, d'arthrite tuberculeuse du genou, vient consulter ; sa jambe est en position vicieuse, déjetée en dedans ; il lui est impossible de marcher. On pratique le redressement, on met son membre dans un appareil plâtré. Pendant deux jours, elle présente un peu de température, ce qui est presque toujours remarqué à la suite de ces interventions. Mais tout rentre dans l'ordre ; l'enfant se porte bien, quand, trois semaines après, elle est atteinte d'une méningite tuberculeuse typique, et elle meurt en cinq jours.

Les faits de ce genre ne manquent pas. Demars cite deux malades qui, lors de leur castration, ne présentaient aucun indice de tuberculose pulmonaire ; l'acte opératoire fut court ; or, dans un cas, au bout de 10 jours et dans l'autre, au bout de 25, surviennent des hémoptysies.

Même intégrité antérieure des viscères chez un malade de Quenu ; cependant, huit jours après le grattage d'un hygroma tuberculeux de la patte d'oie apparaissent des crachements de sang qui au douzième amènent la mort (1).

Ces généralisations opératoires ont à chaque âge une localisation préférée : l'enfant fait de la méningite ; la séreuse de l'encéphale, au contraire, est rarement atteinte chez l'adulte.

Nous pourrions multiplier ces exemples à l'infini. L'ex-

(1) Cité *in* Duplay et Reclus, *Traité de chirurgie*, t. I, Tuberculose.

plication en est simple : qu'on mobilise une articulation, qu'on intervienne de quelque façon que ce soit sur un foyer, qui contiennent des bacilles tuberculeux, on met en circulation ces bacilles qui vont au loin se fixer dans d'autres organes, formant ainsi de nouveaux foyers ; et là, ils évoluent, cultivent, se multiplient. Ce sont, en définitive, *des réinoculations secondaires*, *des métastases.*

Cependant, il ne faut pas être si affirmatif : il est bien certainement des cas où l'éclosion des phénomènes, surtout quand elle est très rapprochée de l'intervention causale, doit être attribuée à un réveil d'une lésion tuberculeuse latente par des toxines tuberculeuses.

Mais, tout d'abord, ne serait-on pas tenté d'identifier les autres cas, où il s'agit de réinoculation secondaire, à celui que nous avons rapporté, et qui nous sert de type. Il serait très aisé de dire, en effet, qu'à la suite des scarifications faites à notre jeune lupique, des bacilles mis en circulation se sont localisés dans sa hanche pour y déterminer ensuite les lésions que nous connaissons.

Cette hypothèse seule n'est guère admissible. Sans doute, des bacilles sont venus jusqu'à l'articulation ; ils ont peut-être même participé jusqu'à un certain point au réveil des bacilles déjà existant; mais alors, il faut admettre qu'ils ont agi en tant qu'agents capables de produire rapidement des produits toxiques.

Donc, que des bacilles tuberculeux, que des poisons tuberculeux même, se soient, après intervention sur un foyer bacillaire, fixés sur la séreuse de l'encéphale, sur l'appareil pulmonaire, ou dans d'autres organes produisant une *réinoculation secondaire*, et consécutivement des phénomènes méningitiques, pulmonaires ou autres, soit; mais il est entendu que très souvent il y avait une *intégrité antérieure parfaite* des organes secondairement frappés, *surtout quand les accidents ne surviennent qu'assez longtemps après.*

Ce sont encore des faits du même ordre qui se produisent chez des enfants porteurs de lupus, qui, à la suite de scarifications, présentent, mais seulement *quelque temps après*, tous les symptômes classiques d'une méningite. M. Gaucher dit, à propos du traitement du lupus par les scarifications qu'il faut « qu'on sache que les scarifications peuvent exposer à une infection viscérale *secondaire* » (1).

Mais ces infections secondaires mettent toujours un certain temps à évoluer et à se manifester, et pendant les jours qui suivent l'intervention, pendant des semaines parfois, il est impossible de noter le moindre symptôme d'infection.

Point capital : dans ces cas, il n'y a rien de la *précocité*, de la *soudaineté*, ni de *l'intensité* de ce que nous avons remarqué chez notre petit malade qui, d'emblée, a présenté *deux fois* à la suite de deux séances de scarifications, les mêmes phénomènes qu'aurait produit une injection de tuberculine : *douleur* dans l'articulation de la hanche, et *élévation rapide* de la température.

Loin de nous la pensée que l'articulation était saine ; elle l'était, mais seulement en apparence, puisque, jusqu'au moment où l'enfant est rentré à l'hôpital, il jouait et

(1) Gaucher, *Leçons sur les maladies de la peau*, p. 627.

courait avec ses petits camarades, sans avoir jamais manifesté la moindre gêne, la moindre douleur dans sa hanche ; il est certain, au contraire, que l'enfant avait fait une *légère infection secondaire*, qui avait passé complètement inaperçue.

C'est, d'ailleurs, un fait admis que les lupiques s'auto-inoculent facilement, en dehors de toute intervention. « La propagation du virus a été souvent observée chez les lupiques en l'absence de toute intervention locale. Il semble, au contraire, que le nombre des sujets infectés ne se soit pas accru depuis l'introduction des méthodes sanglantes dans la thérapeutique du lupus » (1). Dans le même ordre d'idées, Brocq écrit que « les propagations ganglionnaires et les infections viscérales s'observent tout aussi bien chez des lupiques qui n'ont jamais été traités par des méthodes sanglantes, que chez ceux qui l'ont été » (2). Enfin, Thibierge donne les arthrites tuberculeuses, entre autres, comme complications du lupus tuberculeux.

Et si nous voulons pousser les choses un peu plus loin, M. Gaucher, en nous indiquant que la cautérisation *ignée* est la méthode de choix dans le traitement du lupus, parce qu'elle est la seule qui mette à l'abri des infections secondaires, nous apporte un nouvel argument en faveur des idées que nous défendons. Serait-ce donc que le fer rouge détruirait les bacilles. Mais, il n'en reste pas moins les poisons que les bacilles ont eu le temps de secréter.

(1) Dubois-Havenith, *Du lupus vulgaire*, 1890, p. 49.
(2) Brocq, *Traitement des maladies de la peau*. Lupus.

Et puisque, en ce moment, nous sommes dans le domaine des hypothèses, pourquoi ne pas admettre aussi que cette même action du cautère, tout en détruisant un certain nombre de bacilles, modifie les autres, sans leur enlever leur pouvoir toxique. Des expériences faites par Prudden et Hodenpyl (1), reprises plus tard par Strauss et Gamaleia (2), ont montré suffisamment la toxicité des bacilles morts et tués par la chaleur.

Pour nous résumer, nous repoussons toute idée de métastase, de réinoculation secondaire à la suite des scarifications ignées faite à notre lupique; nous pensons, au contraire, que cette intervention a mis en circulation des poisons tuberculeux, analogues comme action à la tuberculine; et peut-être aussi, faut-il incriminer l'action de bacilles vivants.

Marmorek, dans une communication à la Société de Biologie, n'a-t-il pas montré que l'injection de tuberculine faite immédiatement après une injection de bacilles tuberculeux, détermine ces derniers à secréter une autre toxine, qui selon lui est la cause de l'action fébrile et des autres phénomènes de réaction (3).

Quels qu'ils soient, poisons contenus dans le lupus et secrétés sur place, poisons très rapidement élaborés par les bacilles circulant, ils sont venus réveiller des bacilles endormis dans la hanche, et nous rappellerons, une fois

(1) Prudden et Hodenpyl, Studies on the action of dead bacteria in living body. *New York med. journ.*, 6-20 juin 1890.

(2) Strauss et Gamaleia, Contributions à l'étude du poison tuberculeux, *Archives de méd. exp. et anat. path.*, 1891, p. 105.

(3) Marmorek, Effets de la tuberculine injectée immédiatement après l'injection tuberculeuse. *C. R. de la Soc. de Biol.* 1903, p. 1650.

encore, pour appuyer ces conclusions, la soudaineté, la rapidité et l'intensité des phénomènes observés.

Ce serait se répéter qu'essayer de discuter la deuxième observation. Ce sont identiquement les mêmes phénomènes qui se sont produits, sauf que cette fois, le réveil s'est fait du côté du poumon. Mais on ne peut s'empêcher de faire ressortir encore, avec quelle rapidité les symptômes trachéo-bronchiques se sont manifestés à la suite des trois séances de scarifications. Ces réveils soudains, suivis de période de calme, ne sont-ils pas là comme une preuve manifeste de l'action de toxines tuberculeuses secrétées dans le foyer lupique et mises en circulation.

Il est certain que des cas semblables ont dû se présenter : mais on n'a pas songé à cette interprétation du rapport de cause à effet. Ce qui est regrettable, c'est que dans ces deux observations si caractéristiques, les interventions causales n'aient porté que sur des lupus.

A ce propos, une objection était à prévoir.

Autrefois, on avait cherché à séparer au point *de vue virulence* les affections appelées scrofulo-tuberculeuses, dont le lupus faisait partie, de la tuberculose vraie. Arloing avait cherché à prouver expérimentalement qu'il existe une différence entre les variétés de bacilles qui causent les accidents, appelés scrofules, et ceux qui causent la tuberculose : « Les microbes qui déterminent la scrofule sont, dit-il, encore plus éloignés de leur virulence primitive que ceux qui engendrent les tuberculoses locales (1). »

(1) Arloing, Essai sur la différenciation expérimentale de la scrofulose et de la tuberculose humaine. *Rev. de Méd.* 1887, p. 97, et *Leçons sur la tuberculose*, 1892, p. 152.

C'était dire que les bacilles du lupus étaient incapables de secréter des toxines suffisamment actives pour produire les phénomènes que nous avons observés.

Leloir avait une conception analogue : « Il existe, écrit-il, entre la tuberculose franche et la tuberculose scrofulo-tuberculose, une différence très prononcée. La tuberculose franche prend partout en général..., le lupus ne prend que dans certains milieux appropriés. » (1)

Bien plus près, un nouvel expérimentateur, Himmel, conclut d'une façon catégorique que le lupus ne doit pas être identifié à la tuberculose de la peau. Il avait injecté à 39 lapins ou cobayes des morceaux de lupus triturés, provenant de 12 malades; les injections avaient été faites dans les veines ou dans la cavité péritonéale. A la mort des animaux, Himmel n'a pu reconnaître dans leurs organes ou dans leurs séreuses aucune lésion tuberculeuse (2).

Cependant Leloir (3) a observé quelques exceptions à la règle générale. Ainsi, certains lupus inoculés dans le péritoine du cobaye produisent une tuberculose étendue en trois ou quatre semaines au lieu de six semaines à deux mois. Enfin deux lupus sur deux cents ont produit la tuberculisation du lapin et du cobaye par inoculation sous-cutanée

Dans ce cas, le lupus a paru posséder la virulence ordinaire de la tuberculose, et Leloir pense qu'une richesse anormale en bacilles lui vaut cette particularité.

(1) Leloir, *Recherches expérimentales sur l'inoculation des produits scrofulo-tuberculeux.*

(2) Himmel, *Les Rapports du Lupus et de la tuberculose*, Thèse de Kasan, 1900.

(3) Leloir, *Congrès de la Tuberculose*, 1893, p. 680.

D'ailleurs, les idées d'Arloing et de tous ceux qui, comme lui, ont voulu établir une séparation entre les affections scrofuleuses et la tuberculose vraie, ont été fortement battues en brèche. Nocard objectait qu'il ne pouvait être question de *qualité* du virus, mais simplement de *quantité* ; les bacilles sont peut-être plus rares, mais ils possèdent les mêmes qualités que ceux des produits tuberculeux.

De Renzi (1) a pu aussi rendre des lapins tuberculeux en leur inoculant des matières scrofuleuses, et il se prononce également pour l'identité des virus scrofuleux et tuberculeux.

Koch a fait des cultures directes avec des produits provenant les uns de différentes tuberculoses locales, notamment avec des fragments de lupus, et il n'a pas observé de différences entre les effets de l'inoculation de ces cultures et des cultures tuberculeuses d'autre origine.

Strauss, enfin, a fait les mêmes constatations et il conclut en disant que « d'une façon générale, il semble que les tuberculoses localisées on bénignes doivent leurs caractères de bénignité, moins à la qualité même du virus, qu'à certaines particularités du terrain sur lequel ce virus se développe et à la réactivité moindre des sujets ou des organes envahis » (2).

Quoi qu'il en soit, si, comme certains le veulent, il y a des différences si accentuées entre les variétés de bacilles qui causent la tuberculose et ce que l'on a appelé la scro-

(1) De Renzi, *La Tissichezza pulmonare*, Naples, 1889, p. 197.
(2) Strauss, *La Tuberculose*, 1895.

fulo-tuberculose humaine, il semble bien difficile de le démontrer. Voilà pourquoi nous sommes autorisés à dire avec Thibierge : « Il ne faut pas oublier que sous des influences encore indéterminées, cette tuberculose atténuée peut acquérir une virulence considérable et devenir l'origine d'une infection tuberculeuse des plus graves et des plus rapides » (1).

D'ailleurs, d'après Unna (2), « chaque lupique contient en lui-même un réservoir de tuberculine ; » et il le met en évidence. A propos du traitement du lupus par la tuberculine, il indique que si personne n'a l'illusion d'avoir guéri complètement un lupus avec cette substance, il faut d'autre part en tirer tout le parti possible. Pour cela, l'injection de tuberculine n'est pas nécessaire ; il suffit de rendre libre cette substance et de la faire passer dans la circulation. Si on y parvient on verra donc survenir les mêmes phénomènes qu'après l'injection de Koch, et on obtiendra la même action.

Il est très probable que les éléments principaux de la tuberculine se trouvent soit dans le bacille vivant, soit dans le bacille en voie de périssement et qu'il en existe aussi dans les éléments libres, dans le tissu péri-bacillaire.

Il serait donc possible, sans toucher aux bacilles encore vivants du lupus, d'amener dans la circulation des éléments importants de la tuberculine, dont on provoquerait la résorption par les procédés physiques.

Unna a alors recours au massage fait par dessus un emplâtre qui recouvre le lupus. Si, après ce massage, on

(1) Cité *in* BOUCHARD, *Traité de Médecine*. Tuberculose.

(2) UNNA, Lupus, auto-inoculation. *Annales de Dermatologie*, 1892, p. 238.

enlève immédiatement l'emplâtre, on trouve la région rouge vive et œdémateuse : la tuberculine résorbée provoque immédiatement les phénomènes que l'on observe d'ordinaire sur tous les points lupiques 5 ou 10 heures après l'injection. On est donc ici, en présence d'un irritant spécifique qui est le même que dans l'injection de tuberculine.

Voilà des faits qui viennent encore donner un plus solide appui à notre hypothèse. Ces scarifications agissent comme le massage par autotuberculinisation ; elles déterminent une résorption rapide et mettent la tuberculine en liberté.

Unna dit avoir traité ainsi 14 cas, et jamais il n'aurait remarqué de symptômes généraux, ni de fièvre. Une fois seulement, il avait observé de la céphalalgie quelques heures après le massage. Assurément, les quantités de tuberculine sont très faibles ; mais les sujets traités par Unna étaient sans doute indemnes de toute autre manifestation tuberculeuse.

Ce n'est pas là notre cas. Et puis enfin, les poisons, à la suite des scarifications qui ouvrent les vaisseaux, sont directement lancés dans la circulation. D'autre part, bien que l'enfant, comme le nouveau-né, supporte bien mieux les injections de tuberculine que l'adulte, il suffit de doses bien minimes pour provoquer une réaction. C'est ce qu'indiquent M. Hutinel (1) et ses élèves, Bertherand (2), Mettetal (3), puisque 1/10e de milligramme peut, dans certains cas, produire une réaction.

(1) Hutinel, *Société Médicale des Hôpitaux*, 1895.

(2) Bertherand, *Le diagnostic de la tuberculose pulmonaire des jeunes enfants.* Thèse de Paris, G. Steinheil, 1895.

(3) Mettetal, Thèse de Paris, 1904.

Il faut reconnaître aussi que tout dépend de la susceptibilité individuelle : les uns réagissent mieux que les autres, c'est un fait qui n'est pas contesté.

Un dernier point, qui pourrait prêter à discussion, nous est fourni par les travaux de Poncet, de Lyon. Si on nous accorde maintenant la mise en circulation de poisons, on peut nous objecter, en s'appuyant précisément sur les idées de Poncet, que ce sont ces poisons, poisons diffusibles, qui ont produit des complications du côté de l'articulation, et cela, en vertu de la propriété qu'ont certains tissus, et les séreuses en particulier, de pouvoir réagir avec une sensibilité extrême, sans inoculation directe, à distance d'un foyer tuberculeux en développement (et à plus forte raison quand on intervient sur ce foyer), sous l'influence des toxines, des poisons fabriqués au loin.

Cette opinion a été soutenue par Viard et Coutelas (1). Or, expérimentalement, jusqu'à ce jour, il a été impossible par l'injection de toxines solubles de reproduire des arthrites tuberculeuses de quelque forme anatomique qu'elles soient. Et, comme il a déjà été indiqué dans un certain nombre d'observations de rhumatisme tuberculeux, on a pu constater la présence du bacille de Koch, et « cette constatation semble la preuve que dans ces cas là, tout au moins, c'est le bacille tuberculeux qui a agi, non plus par ses toxines solubles, mais par ses poisons adhérents » (2).

(1) VIARD et COUTELAS, *Revue de la Tüberculose*, 1905.

(2) RADIGUER, *Rôle des toxines tuberculeuses locales dans le processus tuberculeux*, Thèse de Paris, G. Steinheil, 1905.

L'observation que publiait M. Lannelongue (1), en 1890, paraît bien en faveur de l'arthrite tuberculeuse due aux toxines diffusibles, et cependant, en l'analysant soigneusement, elle n'en est pas moins concluante pour notre cas particulier.

Il rapporte, en effet, qu'à un enfant de 8 ans, porteur de quatre lupus, et absolument indemne de toute autre manifestation bacillaire, il est fait une première injection de tuberculine, qui est suivie des phénomènes réactionnels qu'on a coutume d'observer en pareil cas; une deuxième injection pratiquée trois jours après, est suivie de l'éclosion des mêmes phénomèmes locaux et généraux ; quatre jours après, troisième injection, et dès le soir même, l'enfant se plaint de douleurs dans le genou et le tibia gauche, le lendemain gêne dans les mouvements de rotation de la tête du fémur, gros épanchement dans les deux coudes, dans les deux épaules, dans les hanches.

Et c'est M. Lannelongue lui-même qui concluera pour nous : « Comme les accidents se sont montrés huit jours après la première injection, on peut se demander s'ils ne sont pas dûs à l'action de la lymphe qui a provoqué la formation à distance de nouveaux foyers tuberculeux. *Si ces accidents avaient suivi la première injection, on pourrait affirmer que cette injection a révélé l'existence de foyers tuberculeux jusque là latents* ».

(1) Lannelongue, Complications articulaires chez un lupique, *Bulletin méd.* 1890, p. 1122.

DEUXIÈME PARTIE

Expérimentalement, il était difficile, pour ne pas dire impossible, de se placer dans des conditions absolument identiques au fait clinique.

Aussi, nous sommes-nous contentés de rechercher, dans une première série d'expériences, comment se comportait au point de vue de la *marche de la lésion*, et au point de vue de la *température*, l'animal, lapin ou cobaye, *préalablement inoculé sous la peau de tuberculose*, quand on lui injectait, quelques jours après, soit des bacilles vivants, soit des poisons tuberculeux.

Nous avons fait, en quelque sorte, la contre partie, et nous avons voulu voir comment des animaux *préalablement inoculés de poisons tuberculeux* réagissaient, quand on leur inoculait ensuite d'autres poisons tuberculeux, ou des bacilles vivants.

Nous résumerons d'abord ce que l'on connaît actuellement à ce point de vue des différents poisons tuberculeux. Dans un autre chapitre nous ferons l'exposé de nos expériences, en cherchant à en tirer des conclusions.

LE BACILLE TUBERCULEUX ET SES POISONS

Nous venons de dire que nous avons recherché l'action des bacilles tuberculeux sur un animal déjà inoculé de tuberculose.

L'étude de cette action a déjà été faite.

Charrin a montré que chez le cobaye atteint de chancre tuberculeux et de tuberculose généralisée, on peut, par une deuxième inoculation, provoquer une ulcération tuberculeuse (1).

Arloing a fait des expériences analogues : il avait constaté qu'en faisant une deuxième inoculation de bacilles à la base de l'oreille, chez un animal tuberculeux, le gonflement des ganglions préauriculaires montrait que « l'organisme est en proie à une deuxième infection qui marche à la rencontre de la première. »

Koch a repris les mêmes expériences sur le cobaye sain et le cobaye tuberculeux. Chez le premier, formation de l'ulcère tuberculeux avec adénopathie et généralisation ; chez le second, au point où a lieu la réinoculation, la peau se nécrose, l'eschare sèche s'élimine et l'ulcération non

(1) CHARRIN, Tuberculose et morve, auto-inoculation et réinoculation. *Revue de Méd.*, 1885, p. 463.

tuberculeuse ainsi formée se cicatrise habituellement et guérit sans retentissement sur les ganglions correspondants.

Strauss a répété ces expériences avec des résultats variables; et ayant fait subir à des cobayes tuberculeux des réinoculations de bacilles successives, il obtint toujours des abcès caséeux. Mais il lui semblait que « les abcès résultant des dernières inoculations étaient moins volumineux que ceux qui correspondaient aux premières, comme si la réaction locale, provoquée par les réinfections répétées devenait de moins en moins accusée » (1).

Nous avons reproduit ces réinoculations de bacilles chez des cobayes rendus déjà tuberculeux, et nous avons observé les mêmes faits ; mais notre interprétation n'est pas tout à fait la même. Ce dont nous nous sommes surtout préoccupé, c'est de la température.

Aujourd'hui, les notions sur les poisons du bacille tuberculeux commencent à se préciser.

Une distinction s'impose, on peut les diviser en deux groupes : les uns sont *diffusibles*, qu'ils proviennent de bouillons de culture ou de l'organisme animal où végète le bacille, ils se séparent du microbe et se répandent dans l'organisme; les autres, au contraire, restent adhérents au bacille, et on ne les en sépare que par des moyens spéciaux. Ces derniers sont les poisons *locaux*, découverts et si bien mis en lumière par Auclair.

(1) Arloing, *Leçons sur la tuberculose et certaines septicémies*, 1892, p. 236.

1° Poisons diffusibles

Hammerschlag (1) avait reconnu que les cultures filtrées de bacilles n'étaient pas toxiques.

C'est Koch qui, le premier, a mis en lumière les propriétés des poisons diffusibles du bacille de Koch, et il leur a donné le nom générique de « tuberculine ».

La *tuberculine brute*, celle que nous emploierons, est un bouillon glycériné d'une culture de deux mois, filtrée sur bougie et évaporée à 1/10 de son volume primitif, de telle sorte qu'elle contient 50 % de glycérine.

La deuxième tuberculine TR est obtenue en tuant des bacilles tuberculeux par la chaleur à 115°, en les desséchant, et enfin, en les broyant dans un mortier d'agathe, pour les émulsionner dans partie égale d'eau distillée ; après avoir laissé ces substances un certain temps en contact, on centrifuge énergiquement. Le liquide qui surnage, additionné de son poids de glycérine pour la conservation, contient 10 milligrammes de tuberculine par centimètre cube.

Une troisième tuberculine est celle de Borrel qui emploie les corps de bacilles mêmes après les avoir totalement dégraissés par le xylol à chaud à 180°. Après séchage, les bacilles constituent une poudre grisâtre qui peut facilement être pesée et dosée. Cette tuberculine est très active, même à de très petites doses.

(1) Hammerschlag, Ueber bakteriol. chem. Untersuchung der Tuberkelbacillen. (*Correspondenzblatt f. Schweizer Aertze* 1888, *Centralbl. f. klin. Med.* 1891.

2° Poisons locaux

Koch avait vu que l'injection de bacilles morts entraîne la production d'un abcès au siège de l'inoculation.

Maffucci (1) confirma cette constatation, et vit les animaux mourir cachectiques après un délai variable.

Prudden et Hodenpyl (2), en Amérique, injectant dans la veine de l'oreille du lapin des cultures tuberculeuses tuées par la chaleur ont vu se développer une éruption tuberculeuse des viscères; ces tubercules n'étaient pas réinoculables en série.

Strauss et Gamaleia (3) ont confirmé ces expériences; ils se sont servis également de cultures stérilisées par la chaleur, qu'ils ont injecté de diverses manières à des animaux d'espèces différentes. Les bacilles injectés peuvent être retrouvés et colorés au sein des tissus, et ils produisent localement des lésions folliculaires, y compris la caséification.

Grancher et Ledoux-Lebard (4) ont vérifié ces données.

Enfin Auclair (5) s'appuyant sur les données d'Hammer-

(1) Maffucci, Ueber die Wirkung der reinen sterilen Culturen der Tuberkelbacillen, *Centralbl. f. allg. Path.* 1890.

(2) Prudden et Hodenpyl, Studies on the action of dead Bacteria in the living body, *New York med. Jour.* Juin 1891.

(3) Strauss et Gamaleia, Contribution à l'étude du poison tuberculeux. *Archives de méd. Exp.* 1891, p. 705.

(4) Grancher et Ledoux-Lebard, Tuberculose humaine et aviaire. Action de la chaleur sur la fertilité et la virulence des bacilles tuberculeux. *Arch. de Méd. Exp.* Janv. 1891.

(5) Auclair, *Etude expérimentale sur les poisons du bacille tuberculeux humain,* Thèse de Paris, 9 septembre 1897, *Revue de la Tuberculose,* juillet 1898.

schlag, isole différents produits toxiques qu'ils renferment. Il a extrait une substance qui produit la caséification, et une autre substance qui produit la sclérose. La première est un extrait éthéré et a reçu le nom d'*éthéro-bacilline*, la deuxième est un extrait chloroformé et a reçu le nom de *chloroformo-bacilline*.

Ces extraits sont préparés de la façon suivante :

« On fait agir pendant quarante-huit heures l'éther ordinaire sur des bacilles tuberculeux humains portés préalablement à la température de 115° pendant cinq minutes ; on filtre sur papier buvard d'abord pour séparer la plus grande partie des masses bacillaires de l'éther, puis sur bougie Chamberland. On obtient ainsi un liquide clair, transparent, plus ou moins teinté en jaune ou en jaune orangé.

« En s'évaporant l'éther abandonne une substance qui n'est autre que l'extrait éthéré du bacille tuberculeux ; nous lui avons donné le nom d'éthérine.

« C'est un corps gras, onctueux au toucher, d'une odeur caractéristique rappelant celle du pain d'épice frais. Sa couleur est jaune ou orangé. Il paraît totalement insoluble dans l'eau à la température ordinaire, mais en le triturant dans ce liquide légèrement alcalinisé avec de la soude caustique au 1/3, on parvient à le réduire en fines particules qui restent longtemps en suspension et donnent à l'ensemble un aspect laiteux.

« L'extrait chloroformé, ou chloroformine, obtenu en faisant agir le chloroforme sur les bacilles tuberculeux portés à 115°, pendant cinq minutes, se rapproche par plus d'un point de l'éthéré; il est aussi, gras, onctueux au toucher, mais d'aspect plus cassant, et en couche mince, il est transparent comme la corne. Il est aussi insoluble dans l'eau, et sa trituration dans ce liquide exige une manipulation plus prolongée pour le réduire en fines particules.

« Ces deux extraits, éthérine et chloroformine, prennent la réaction d'Ehrlich comme le bacille de Koch, c'est-à-dire qu'ils se colorent par le liquide de Ziehl ou la fuschine anilée à chaud et résistent à la décoloration par l'acide azotique étendu » (1).

L'extrait éthéré, injecté au cobaye, donne un abcès local qui aboutit à la caséïfication ; tandis que l'extrait chloroformé donne un nodule qui évolue plutôt vers la sclérose : action caséifiante du premier, sclérosante du second, tous déux sans retentissement appréciable du côté des ganglions et, d'après Auclair, ne déterminant que des effets généraux à peu près nuls.

Cette dissociation des effets de ces extraits a été confirmée par d'autres expérimentateurs qui les ont injectés dans différents organes.

Auclair lui-même a cherché s'ils avaient un pouvoir immunisant ou curateur; ils ont été injectés par Armand Delille (2) dans les méninges, Oppenheim et Loeper (3), dans les capsules surrénales, Léon Bernard et Salomon (4) dans le rein, Courcoux et Ribadeau-Dumas dans le foie (5).

(1) Auclair, Thèse de Paris, 1897.

(2) Armand-Delille, *Rôle des poisons du bacille de Koch dans la méningite tuberculeuse et la tuberculose des centres nerveux*. Thèse de Paris, G. Steinheil, 1903.

(3) Oppenheim et Loeper, *Arch. gén. de méd.*, 1903.

(4) Léon Bernard et Salomon, *Journ. de phys. et de path. gén.*, 1904.

(5) Courcoux et Ribadeau-Dumas, Cellules géantes développées dans le foie à la suite de l'injection par la veine porte de chloroformo-baccillius, *Soc. de Biol.*, 24 déc. 1904.

EXPÉRIENCES PERSONNELLES

Dans nos expériences nous avons employé :

1° *Des bacilles de tuberculose humaine* provenant de culture sur pomme de terre de quatre à six semaines ;

2° Nous avons pris, comme type de poison *à action locale*, l'*éthéro-bacilline* (poison caséifiant), que le docteur Auclair à mis très gracieusement à notre disposition;

3° Pour les *poisons diffusibles*, nous nous sommes servis : *a*) de tuberculine brute; *b*) de corps bacillaires humains tués par la chaleur et complètement dégraissés par le xylol à chaud (tuberculine de Borrel).

Nous avons fait nos préparations de la façon suivante :

Les bacilles tuberculeux vivants ainsi que les bacilles morts et dégraissés étaient triturés dans un verre de montre avec une très légère quantité d'eau physiologique, juste assez pour les humecter et en faciliter le broiement. Puis, ils étaient mis en suspension dans l'eau physiologique.

Les poisons locaux étaient émulsionnés suivant la technique donnée par Auclair; c'est-à-dire, qu'après évaporation complète du dissolvant, le résidu était émulsionné avec une très petite quantité d'eau physiologique stérilisée. Cette émulsion était faite en milieu alcalin, mais au lieu d'employer la soude, comme le recommande Auclair, nous avons employé, suivant les indications d'Armand-Delille, une solution saturée, stérile, de carbonate de potasse (une goutte pour 10 centigrammes d'extrait).

Les expériences ont été faites sur le lapin et le cobaye; le premier étant pris comme type d'animal résistant, le second comme type d'animal très sensible, et en séries successives.

Nos inoculations ont été généralement faites dans le tissu cellulaire sous-cutané; dans certains cas, chez le lapin, cette inoculation a été faite dans la veine de l'oreille.

Chaque animal *a été pesé* et les *températures* ont été relevées soigneusement au moment des différentes inoculations. Les températures ont été prises, en outre, les jours qui ont précédé les inoculations, de trois heures en trois heures, à partir de 9 heures du matin, le jour de l'inoculation, et le lendemain. Quand une élévation était remarquée, nous continuions le surlendemain.

Nous avons noté la marche des lésions et fait l'autopsie des animaux morts.

Nous diviserons nos expériences en trois groupes :

1° *A des animaux rendus tuberculeux* par une première inoculation sous-cutanée de bacilles vivants, nous avons injecté une deuxième fois :

a) Des bacilles vivants.
b) De l'éthéro-bacilline.
c) Des bacilles morts et dégraissés et de la tuberculine.

2° A des animaux ayant reçu préalablement une inoculation d'*ethéro-bacilline (poison local)*, nous avons inoculé ensuite :

a) Des bacilles vivants.
b) De l'éthéro-bacilline.
c) Des bacilles morts et dégraissés.

3° Enfin, à des animaux inoculés préalablement de *bacilles morts et dégraissés* (*poisons diffusibles*), nous avons injecté en second lieu :

a) Des bacilles vivants.
b) Des poisons locaux.
c) Des bacilles morts et dégraissés.

1er Groupe. — ***Animaux inoculés préalablement avec des bacilles tuberculeux vivants.*** — D'une manière générale, l'animal ne fait aucune poussée de température, soit le jour même, soit les jours suivants, quand on lui fait cette première inoculation sous la peau.

A. — 2e *inoculation* : *Bacilles vivants*. — Cette inoculation est faite environ une semaine après la première.

On note *une poussée de température*, assez marquée, aussi bien chez le lapin que le cobaye, plusieurs heures après inoculation. La température ne revient à la normale que le deuxième jour.

Faut-il en conclure que ce sont les nouveaux bacilles qui ont produit cette poussée de température ? Assurément, au niveau de la deuxième inoculation, il a pu se faire une résorption très rapide des poisons apportés par les bacilles, et ce sont ces poisons qui agissent.

Nous avons fait une autre remarque. Si on fait plusieurs inoculations successives de bacilles vivants, surtout au lapin, plus résistant, non seulement il y a une légère élévation de la température, mais les premières lésions semblent recevoir un coup de fouet, et augmentent rapidement de volume, à partir de ce moment.

Strauss qui avait fait des expériences de même ordre donne une autre explication. Il semblerait, selon lui, que les lésions cutanées résultant des dernières inoculations seraient moins volumineuses que celles qui correspondraient aux premières, comme si la réaction locale provoquée par les réinfections répétées devenait de moins en moins accusée. Nous sommes plutôt porté à croire, comme nous l'avons dit, *que les premières lésions réagissent quand on fait de nouvelles inoculations.*

B. — *2e inoculation : Ethéro-bacilline.* — Quand, à l'animal inoculé depuis une ou deux semaines de bacilles vivants, on fait une injection de poisons locaux, on ne remarque pas de réaction immédiate, surtout quand les quantités ne sont pas considérables, ainsi que l'a déjà fait remarqué Auclair. Une fois, nous avions fait cette injection dans la veine de l'oreille d'un lapin ; elle fut suivie d'une réaction très sensible. Il est démontré, dans ce cas, qu'une injection d'eau stérile peut produire une élévation de la température. Il nous est donc difficile de conclure.

Disons seulement qu'en injection sous-cutanée, *les poisons locaux ne donnent pas de réaction chez l'anima tuberculeux*, et, dans tous les cas, elle est extrêmement faible; car, il ne nous a pas semblé, même plus tard, que les chancres tuberculeux aient eu une terminaison plus hâtive que d'habitude. Comme l'indique Auclair, cela tient sans doute à ce que ces substances sont plus toxiques, ou que cette toxicité est masquée par leur insolubilité dans l'eau.

C. — 2e *inoculation : Bacilles morts et dégraissés, tuberculine brute.* — Dans les deux cas, nous avons noté des réactions intenses, *au point de vue de la température*, aussi bien en employant des bacilles morts et dégraissés que de la tuberculine. La température s'élève de 1 à 2 degrés, en quelques heures. Le cobaye est tué rapidement, mais le lapin résiste, et chez ce dernier les chancres tuberculeux qui ont augmenté de volume s'abcèdent rapidement.

Nous n'avons rien fait là qui ne soit connu. Ce sont assurément ces poisons diffusibles qui produisent les réactions les plus intenses et les plus rapides.

2e Groupe. — ***Animaux inoculés préalablement avec des poisons locaux*** :

A. — 2e *inoculation : Bacilles vivants.* — Nous avons voulu voir comment se comportaient les bacilles vivants et les poisons tuberculeux vis-à-vis des poisons locaux. Disons, de suite, que les réactions ont presque toujours été nulles.

L'inoculation de bacilles vivants, chez l'animal préalablement inoculé d'ethéro-bacilline, *ne donne pas d'ascen-*

sion de température, et toujours, au bout d'un certain temps, qui varie entre quinze jours et trois semaines, le nodule que donne l'inoculation de poisons locaux se résorbe et finit par disparaître sans avoir, à aucun moment, augmenté de volume.

B. — 2e *inoculation : Ethéro-bacilline.* — A plus forte raison, dans cette série, nous ne devions rencontrer aucune réaction. Chez deux lapins, cependant, nous avons remarqué une ascension de température de quelques dixièmes de degré après l'inoculation ; mais comme le lendemain, la température était retombée à la normale des jours précédents, nous nous croyons autorisés à penser que c'est le fait même de l'injection, en tant que traumatisme, qui a pu produire cette très légère montée de la température.

Les lésions, aussi bien la première que la seconde, se sont lentement résorbées, évoluant pour leur propre compte, et sans réaction réciproque.

C. — 2e *inoculation : Bacilles morts et dégraissés ; Tuberculine.* — Les poisons diffusibles n'ont pas produit la plus petite réaction, aussi bien chez l'animal inoculé d'ethéro-bacilline que de chloroformo-bacilline. On peut donc en conclure à coup sûr que *les poisons diffusibles sont sans action sur les poisons locaux.*

Toutes les lésions produites par les inoculations de poisons locaux se sont résorbées avec une très grande rapidité, ne laissant de trace qu'une très légère induration.

3e Groupe. — ***Animaux ayant reçu préalablement des poisons diffusibles*** (***Bacilles morts et dégraissés***). — Nous avons voulu voir, enfin, comment un animal inoculé de poisons diffusibles se comportait quand on lui injectait secondairement des bacilles vivants, des poisons locaux, et même des poisons diffusibles, tant au point de vue de la marche de la température que de celle des lésions.

Par elle-même, l'inoculation de bacilles morts et dégraissés a presque toujours donné chez l'animal sain une poussée de température : les quantités n'ont pas besoin pour cela d'être aussi considérables qu'avec la tuberculine. Les lésions produites sont des nodules scléreux.

A. — 2e *inoculation : Bacilles vivants.* — On ne remarque aucune ascension de la température ; les lésions scléreuses, produites par les bacilles morts et dégraissés n'ont pas bougé ; et le chancre tuberculeux a évolué comme d'ordinaire, sans plus de rapidité.

B. — 2e *inoculation : Ethéro-bacilline.* — Pas d'élévation de la température : les lésions se sont résorbées, sans action l'une sur l'autre

C. — 2e *inoculation : Bacilles morts et dégraissés.* — Très légère poussée de température, dans la seule expérience que nous avons faite. La première lésion s'était complètement résorbée dès les premiers jours, nous ne pouvons rien conclure au point de vue de la marche.

CONCLUSIONS

Nous résumerons ainsi nos conclusions :

1° Toutes les fois qu'à la suite d'une intervention sur un foyer tuberculeux (quelle que soit cette intervention), on remarque *immédiatement après et simultanément une poussée de température et l'éclosion de phénomènes locaux à distance,* il est permis de croire que ce sont des toxines tuberculeuses solubles, analogues comme action à la tuberculine, qui, mises en circulation, sont allées réveiller un foyer tuberculeux latent.

2° Dans ces cas, nous ne pensons pas qu'il s'agisse de métastase, de réinoculation secondaire, de bacilles transportés à distance et agissant par eux-mêmes; et qu'il est probable, si ce transport se fait, que les bacilles tuberculeux agissent comme agents toxiques, sollicités par des toxines solubles lancées en même temps qu'eux dans la circulation à sécréter de nouveaux poisons (faits de Marmorek).

3° Que les poisons locaux (éthéro-bacilline et chlroformo-bacilline) ne produisent pas de réactions semblables, ainsi que l'ont montré nos expériences; que si les réactions n'ont été obtenues qu'avec la tuberculine brute et les bacilles morts et dégraissés (tuberculine de Borrel) cela ne veut pas dire que ces poisons soient les seuls à agir ; qu'il est probable, au contraire, comme l'a dit Auclair, que les poisons sécrétés par le bacille tuberculeux sont multiples, et certainement bien plus nombreux que nous ne les connaissons.

PROTOCOLE DES EXPÉRIENCES

PREMIER GROUPE

Animaux préalablement inoculés de bacilles vivants

A. — 2e inoculation : bacilles vivants

Expérience 1 (*6 Juin 1905*). — *Lapin* pesant 3 kilos. Il reçoit dans le tissu cellulaire sous-cutané du flanc gauche 1/4 de centimètre cube d'une émulsion de *bacilles vivants* (culture sur pomme de terre datant du 20 avril 1905).

22 juin. — Poids : 3 kilos. Au point de la 1re inoculation, se présente un petit nodule dur, de la grosseur d'un pois. Ce même jour, nous lui injectons, à midi, dans le tissu cellulaire sous-cutané du flanc droit, 1/4 de centimètre cube d'une émulsion de *bacilles vivants* (même culture que précédemment).

Les *températures* prises depuis le 20 sont :

20 juin :	à 9 h. m.,	38°6	*22 juin*	à 9 h. m.,	38°9
—	à midi.,	38°9	—	à midi,	38°8
—	à 3 h. s.,	39°9	—	à 3 h. s.,	**39°8**
—	à 6 h. s.,	39°7	—	à 6 h. s.,	**40°4**
21 —	à 9 h. m ,	38°4	*23* —	à 9 h. m.,	**39°6**
—	à midi,	38°7	—	à midi,	39°5
—	à 3 h. s.,	39°4	—	à 3 s.,	39°6
—	à 6 h. s.,	39°3	—	à 6 h. s.,	39°7

24 juin	à 9 h. m.,	38°9
-	à midi,	38°7
—	à 3 h. s.,	39°1
—	à 6 h. s.,	39°2

1er juillet. Etats des lésions. — 1re inoculation (fl. g.) : nodule de la grosseur d'une cerise ; 2e inoculation (fl. dr.), nodule scléreux, dur, gros comme une cerise. La 1re lésion a augmenté de volume.

10. — Poids : 2 kilos 700. Reçoit une 3e inoculation à la base de l'oreille gauche : 2/10e de centimètre cube d'une émulsion légère de *bacilles vivants* (Même culture).

31. Etats des lésions. — Les deux 1res lésions ont augmenté parallèlement ; à l'oreille gauche, nodule gros comme une petite lentille.

15 août. — Poids : 2 kilos 720. Sacrifié.

Autopsie. — 1re lésion, gros abcès enkysté du volume d'une amande ; 2e lésion, noyau caséeux dur, du volume d'une amande, 1/2 centimètre cube environ de pus ; 3e lésion (oreille), petit abcès. Rien aux organes internes. Rate et poumons normaux.

Expérience 2 *(10 juillet).* — *Lapin* pesant 2 kilos 030. Reçoit, à midi, à la base de l'oreille gauche, 2/10e de centimètre cube d'une émulsion légère de *bacilles vivants.* (Culture de pomme de terre datant du 20 avril).

Températures : 10 juillet. — à 3 h. s., 39°9
— à 6 h. s., **39°4**
11 — à 9 h. m., 38°2
— à 6 h. s., 38°4

19 juillet. — 1re lésion représentée par un nodule gros comme une petite fève. Reçoit à 3 heures du soir, dans la veine de l'oreille droite, 2 centimètres cubes d'une émulsion très légère de *bacilles vivants,* dans du sérum physiologique.

Températures : 19 juillet. — à 4 h. s., 38°8
à 6 h. s., **39°9**
le lendemain à 9 h. m., 39°
à 5 h. s., 39°6
le surlendemain à 9 h. m., 38°5
à 5 h. s., **39°3**

31 juillet. — Poids 2 kilos 030. La première lésion *a augmenté;* elle est grosse comme une cerise, fluctuante.

Expérience 3 *(6 juin).* — *Cobaye* pesant 430 grammes. Reçoit sous la peau du flanc gauche 2/10e de centimètre cube d'une émulsion de *bacilles vivants*.

22 juin. — Poids : 380 grammes.

Au point de la 1re inoculation, nodule de la grosseur d'une cerise, fluctuant. Reçoit sous la peau du flanc droit 2/10e de centimètre cube d'une émulsion de *bacilles vivants.*

Températures :

20 juin	à 9 h. m.,	38°5	*22 juin*	à 9 h. m.,	38°9
—	à midi,	38°9	—	à midi,	39°1
—	à 3 h. s.,	38°3	—	à 3 h. s.,	**39°5**
—	à 6 h. s.,	38°4	—	à 6 h. s.,	**39°8**
21 —	à 9 h. m.,	38°7	*23* —	à 9 h. m.,	**39°2**
—	à midi,	39°1	—	à midi,	**39°2**
—	à 3 h. s.,	39°1	—	à 3 h. s.,	**39°7**
—	à 6 h. s.,	39°	—	à 6 h. s.,	**39°6**

puis elle retombe à la normale.

1er juillet. — La 1re lésion à gauche est grosse comme une fève; la 2e lésion, à droite, est de la grosseur d'une cerise.

Essayant de reproduire ce que nous avions observé cliniquement, nous faisons dans la 2e lésion des pointes de feu très profondes. L'abcès se vide, mais la température ne monte pas.

31. — Poids : 310 grammes. Les abcès s'étant vidés, à droite comme à gauche, il reste seulement deux petites escharres et un peu d'induration du tissu cellulaire environnant.

15 août. Autopsie. — Au flanc gauche, petit nodule sclérosé; au flanc droit, perte de substance. Dans le foie, la rate et les poumons, petits nodules tuberculeux.

B. — 2e inoculation : éthéro-bacilline

Expérience 4 *(6 juin).* — *Lapin* pesant 2 kilos 800. Reçoit sous la peau du flanc gauche 1/4 de centimètre cube d'une émulsion de *bacilles vivants.*

23 juin. — Poids : 2 kilos 750. Au point de 1re inoculation, nodule gros comme une noisette. Reçoit ce même jour, à 3 heures du soir, sous la peau du flanc droit, 1/2 centimètre cube d'une émulsion crémeuse d'*éthéro-bacilline* humaine.

Températures :

20 juin	à 9 h. m.,	38°6	*22 juin*	à 9 h. m.,	38°7
—	à midi,	38°3	—	à midi,	38°5
—	à 3 h. s.,	39°5	—	à 3 h. s.,	39°3
—	à 6 h. s.,	39°2	—	à 6 h. s.,	39°2
21 —	à 9 h. m.,	38°6	*23* —	à 9 h. m.,	38°8
—	à midi,	38°9	—	à midi,	38°6
—	à 3 h. s.,	39°3	—	à 3 h. s.,	39°6
—	à 6 h. s.,	39°3	—	à 9 h. s.,	39°7

24 juin	à 9 h. m.,	39°1
—	à midi,	39°1
—	à 3 h. s.,	39°3
—	à 6 h. s.,	39°2

1er juillet. — La 1re lésion est grosse comme une noisette ; elle n'a donc pas augmenté ; la 2e lésion est grosse comme une petite lentille.

31. — Poids : 2 kilos 520. La 1re lésion est représentée maintenant par deux petits tubercules, gros chacun comme une petite cerise, mous, repressibles ; 2e lésion : nodule scléreux de la grosseur d'un pois.

15 août. — La 1re lésion est restée à peu près la même ; la 2e s'est resorbée.

Expérience 5 *(10 juillet).* — *Lapin* pesant 1 kilo 975. Reçoit à 3 heures du soir, à la base de l'oreille gauche, une émulsion légère de *bacilles vivants.*

Températures : 10 juillet. — à 3 h. 1/2 s., 39°2
— à 6 h. s., 39°1
le lendemain à 9 h. m., 38°5
à 6 h. s., 39°7

19 juillet. — Au point de la 1re inoculation, induration assez large. Ce jour, à 3 heures du soir, reçoit dans la veine de l'oreille droite une émulsion *d'éthéro-baciline* humaine (environ 0 gr. 02 dans 2 centimètres cubes de sérum physiologique).

Températures :

19 juillet	à 5 h. s.,	39°5	*21 juillet*	à 9 h. m.,	38°5
—	à 6 h. s.,	**40°4**	—	à 6 h. s.,	39°2
20 —	à 9 h. m.,	39°2	*22* —	à 9 h. m.,	38°8
—	à 6 h. s.,	**40°5**	—	à 6 h. s.,	39°6

31 juillet. — Au point de la première inoculation, même induration. Poids : 1 kilo 995.

15 août. — Poids : 2 kilos 050.

11 octobre. — A la base de l'oreille gauche, il existe une petite tumeur de consistance lipomateuse large comme une pièce de 2 francs. Poids : 2 kilos 290.

Expérience 6 (*6 juin*). — *Cobaye* pesant 460 grammes. Reçoit sous la peau du flanc gauche 2/10e de centimètre cube d'une émulsion de *bacilles vivants.*

23 juin. — Poids : 395 grammes.

La première inoculation est représentée par un nodule très peu appréciable. Ce jour même, reçoit à 3 heures du soir, sous la peau du flanc droit 2/10e de centimètre cube d'une émulsion crémeuse *d'éthéro-bacilline* humaine.

Températures :

22 juin à 9 h. m., 38°6		*23 juin* à 9 h. m., 38°6
à midi, 39°2		— à midi, 38°6
à 3 h. s., 39°5		— à 3 h. s., 39°4
à 6 h. s., 39°4		— à 6 h. s., 39°6

24 juin à 9 h. m., 39°
à midi, 39°1
à 3 h. s., 39°1
à 6 h. s., 39°2

1er juillet. — Première inoculation : lésion à peine appréciable; deuxième inoculation, le nodule a très légèrement augmenté.

Mort le 1er août, tuberculeux.

C. — *2e inoculatiou : Bacilles morts et dégraissés.*

Expérience 7 (*10 juillet*). — *Lapin* pesant 1 kilo 600. Reçoit à 3 heures du soir, à la base de l'oreille gauche, dans le tissu sous-cutané 2/10e de centimètre cube d'une émulsion légère de *bacilles vivants*.

Températures : *10 juillet* : à 3 h., 39°5
à 6 h., 39°9
le lendemain à 3 h., 39°
à 6 h., 40°

21 juillet. — Reçoit, à midi, dans la veine de l'oreille droite une émulsion de *bacilles morts et dégraissés* (0 gr. 005 dans 2 centimètres cubes de sérum physiologique). Au point de la première inoculation, nodule gros comme une petite lentille.

Températures : *20 juillet* : un peu avant midi 39°1
à 6 h., **40°8**
le lendemain à 9 h., 38°9
à 6 h., **40°1**

31 juillet. — Même lésion à l'oreille gauche. Poids : 1 kilo 450.

15 août. — Poids 1 kilo 560. La lésion à l'oreille n'a pas augmenté de volume.

Expérience 8 (*6 juin*). — *Cobaye* pesant 400 grammes. Reçoit sous la peau du flanc gauche 2/10e de centimètre cube d'une émulsion de *bacilles vivants.*

23 juin. — Reçoit, à 3 heures, sous la peau du flanc droit une émulsion de *bacilles morts et dégraissés* (l'injection contient 0 gr. 10 de bacilles morts et dégraissés pour 5 centimètres cubes de sérum physiologique). Au flanc gauche la lésion est grosse comme une fève.

Températures :

la veille à 9 h. m.,	39°	aujourd. à 9 h. m.,	38°7
à midi,	39°2	à midi,	38°5
à 3 h. s.,	39°2	à 3 h. s.,	39°6
à 6 h. s.,	39°1	à 6 h. s.,	**39°8**

le lend. à 9 h. m.,	38°7
à midi,	38°6
à 3 h. s.,	39°1
à 6 h. s.,	39°2

Le 29 juin, le cobaye est sacrifié.

Autopsie. — Au flanc gauche, on trouve un gros abcès tuberculeux caséeux, de la grosseur d'une cerise; à la surface du tissu cellulaire, deux petites hémorragies en nappe.

Au flanc droit (2e inoc.), petite masse blanchâtre, un peu plus grosse qu'une lentille, présentant l'aspect de la bouillie athéromateuse, avec une légère congestion périphérique.

Poumons présentant quelques points de congestion, correspondant sans doute à des tubercules à leur début.

Quelques petits noyaux hémorragiques dans le foie. Ganglions de l'aine tuméfiés; ganglion rétro-sternal pris. Pas de généralisation tuberculeuse autre.

D. — 2e *inoculation : Tuberculine.*

Expérience 9 (*10 juillet*). — *Lapin* pesant 1 kilo 380. Inoculé à la base de l'oreille gauche, dans le tissu sous-cutané avec une émulsion légère de *bacilles vivants*.

(2/10e de centimètre cube), 3 heures de l'après-midi.

Températures : à 3 h. 1/2 s.,	39°3
à 6 h. s.,	38°6
le lendemain à 9 h. m.,	38°3
à 6 h. s.,	38°6

19 juillet. — A l'oreille gauche, nodule de la grosseur d'un gros pois.

Reçoit dans la veine de l'oreille droite une solution *de tuberculine brute* à 1 pour 50 (II gouttes de tuberculine pour 100 gouttes de sérum artificiel).

Températures : à 5 h. s.,	**39°8**
à 6 h. s.,	**40°9**
le lendemain à 9 h. m.,	38°2
à 6 h. s.,	39°2

31 juillet. — A l'oreille gauche, la lésion a augmenté de volume. Poids : 1 kilo 540.

11 août. — Poids 1 kilo 930. La lésion a complètement disparu à la base de l'oreille gauche.

Deuxième groupe

Animaux préalablement inoculés de poisons locaux (éthéro-bacilline).

A. — *2e inoculation : Bacilles vivants.*

Expérience 10 (*9 juin*). — Lapin pesant 2 kilos 800. Reçoit sous la peau du flanc gauche 1/2 centimètre cube d'une émulsion crémeuse *d'éthéro-bacilline* humaine [environ 0 gr. 05 dans 2 centimètres cubes de sérum physiologique].

22 juin. — Reçoit, à midi, sous la peau du flanc droit 1/2 centimètre cube d'une émulsion de *bacilles vivants.*

Poids : 2 kilos 880. Au flanc gauche, nodule dur, gros comme une fève.

Températures :

la veille à 9 h. m.,	38°4	aujourd. à 9 h. m.,	38°6
à midi,	38°7	à midi,	38°4
à 3 h. s.,	39°2	à 3 h. s.,	39°1
à 6 h. s.,	39°2	à 6 h. s.,	39°2

le lendemain, pas d'élévation.

1er juillet. — Au flanc gauche, lésion grosse comme une petite fève. A droite, tout petit nodule, gros comme un grain d'orge.

31. — Au flanc gauche, résorption complète de la lésion. A droite le tissu cellulaire est comme infiltré. Poids : 2 kilos 610.

15 août. — Poids 2 kilos 650.

11 octobre. — Aucune trace des lésions 2 kilos 730.

Expérience 11 (*9 juin*). — *Cobaye* pesant 650 grammes. Reçoit sous la peau du flanc gauche une émulsion crémeuse *d'éthéro-bacilline* humaine (Environ 0 gr. 05 centigrammes dans 2 centimètres cubes de sérum artificiel).

22 juin. — Poids 460 grammes. La première lésion est à peine appréciable. Reçoit sous la peau du flanc droit 2/10° de centimètre cube d'une émulsion de *bacilles vivants.*

Moyenne des *températures* des trois jours précédents :

à 9 h. m.,	38°6	aujourd.	à 9 h. m.,	38°4
à midi,	38°8		à midi,	38°7
à 3 h. s.,	38°8		à 3 h. s.,	38°6
à 6 h. s.,	38°7		à 6 h. s..	38°5

Les deux jours suivants, les températures ne montent pas davantage.

1er *juillet.* — Au flanc gauche, lésion à peine appréciable ; à droite, lésion de la grosseur d'une fève.

31 *juillet.* — A gauche, plus trace de lésion ; à droite, abcès qui se vide.

Mort, le 1er août, tuberculeux.

B. — 2e *inoculation : Ethéro-bacilline.*

Expérience 12 (*9 juin*). — *Lapin* pesant 2 kilos 920. Reçoit à la base de l'oreille gauche 2/10 de centimètre cube d'une émulsion crémeuse d'*éthéro-bacilline* humaine (0 gr. 05 dans 2 centimètres cubes de sérum physiologique).

23 juin. — Poids : 2 kilos 980.

Au point de la première inoculation, nodule gros comme une petite lentille. Reçoit sous la peau du flanc droit 1/2 centimètre cube d'une émulsion crémeuse d'*éthéro-bacilline* humaine.

Températures : *moyenne* des trois jours précédents :

à 9 h. m.,	38°6	Aujourd'hui	à 9 h. m.,	38°5
à midi,	38°7		à midi,	38°4
à 3 h. s.,	39°4		à 3 h. s.,	39°6
à 6 h. s.,	39°1		à 6 h. s.,	39°6

Les deux jours suivants, la températnre ne monte pas.

1er juillet. — A l'oreille gauche, nodule gros comme une petite lentille ; au flanc droit également.

19. — A l'oreille gauche toute petite cicatrice d'escharre.

31. — Pas trace de lésion à la base de l'oreille gauche. Au flanc droit, la lésion a diminué et il ne reste plus qu'un nodule gros comme un grain d'orge. Poids : 2 kilos 870.

11 octobre. — Poids : 3 kilos. Plus trace de lésions.

Expérience 13. (*9 juin.*) — *Cobaye* pesant 590 grammes.

Reçoit sous la peau du flanc gauche 4/10 de centimètre cube d'une émulsion crémeuse d'*éthéro-bacilline* (0 gr. 05 dans 2 centimètres cubes de sérum artificiel).

23 juin. — Poids : 460 grammes. Reçoit sous la peau au flanc droit, à 3 heures 2/10 de centimètre cube d'une émulsion crémeuse d'*éthéro-bacilline*. Au point de la première inoculation, nodule gros comme une petite lentille.

Températures :

20 juin,	à 9 h. m.,	39°	*22 juin*	à 9 h. m.,	38°7
	à midi,	39°2		à midi,	38°6
	à 3 h. s.,	39°1		à 3 h. s.,	39°8
	à 6 h. s.,	38°9		à 6 h. s.,	39°
21 —	à 9 h. m.,	38°8	*23* —	à 9 h. m.,	38°5
	à midi,	39°1		à midi,	38°4
	à 3 h. s.,	38°8		à 3 h. s.,	34°5
	à 6 h. s.,	38°8		à 6 h. s.,	39°6

24 juin	à 9 h. m.,	38°8
	à midi,	38°9
	à 3 h. s.,	39°1
	à 6 h. s.,	39°1

1er juillet. — A gauche, lésion de la grosseur d'un grain de millet ; à droite, rien.

31 juillet. — Plus trace de lésions. Poids : 415 grammes.

15 août. Sacrifié.

Autopsie. — On ne retrouve qu'une très légère induration localisée au niveau des deux inoculations.

C. — *2e inoculation : Poisons diffusibles.*

Expérience 14 (*3 août*). — *Lapin* pesant 1 kilo 540. Reçoit dans la peau du flanc gauche une émulsion d'*éthéro-bacilline* humaine (0 gr. 03 environ).

12 août. — Rien comme lésion à gauche. Il reçoit à 3 heures du soir, au flanc droit, une émulsion de *bacilles morts et dégraissés* (0 gr. 01).

Températures	à 9 h. m.,	38°8
	à 6 h. s.,	39°0
le lendemain	à 9 h. s.,	38°6
	à midi,	38°9

14 août. — Pas trace de lésions. Poids : 1 kilo 630.

11 octobre. — Poids : 2 kilos 080.

Expérience 15 (*3 août*). — *Cobaye* pesant 450 grammes. Reçoit sous la peau du flanc gauche une émulsion d'*éthéro-bacilline* humaine (environ 0 gr. 01).

12 août. — Reçoit à 3 heures du soir, sous la peau du flanc droit, une émulsion de *bacilles humains morts et dégraissés* (0 gr. 05).

Températures	à 9 h. m.,	38°1
	à 6 h. s.,	38°3
le lendemain	à 9 h. s.,	38°1
	à 6 h. s.,	38°4

14 août. — Pas traces de lésions. Poids : 380 grammes.

Expérience 16 (*5 août*). — *Cobaye* pesant 620 grammes. Reçoit sous la peau du flanc gauche une émulsion de *chloroformo-bacilline* (0 gr. 01 dans 1/2 centimètre cube de sérum physiologique).

12 août. – Reçoit, à 3 heures du soir, sous la peau du flanc droit, une émulsion de *bacilles humains morts et dégraissés* (0 gr. 005 milligrammes).

Températures à 9 h. m., 38°5
à 6 h. s., 39°2
le lendemain à 9 h. m., 37°9
à 6 h. s., 38°7

14 août. — Au flanc gauche, pas de nodule ; à droite, petit nodule. Poids : 470 grammes.

15 août. — Sacrifié.

Autopsie. — Au flanc droit, nodule scléreux ; au flanc gauche, très légère induration de 1 centimètre de surface et de 1 millimètre d'épaisseur.

Expérience 17 (*5 août*). — *Lapin* pesant 2 kilos 715. Reçoit sous la peau du flanc gauche une émulsion de *chloroformo-bacilline* (0 gr. 02 dans 1 centimètre cube d'eau physiologique).

11 octobre. — Au flanc gauche, lésion scléreuse, grosse comme une petite noisette. Poids : 2 kilos 800.

18 octobre. — Il reçoit à 9 h. une injection de tuberculine brute (1 cm.³ 1/2 d'une solution aqueuse au 1/20), sous la peau du flanc droit.

Températures à 9 h. m., 39°
à 3 h. s., 39°1

Troisième Groupe

Animaux préalablement inoculés de poisons diffusibles

A. — *1re inoculation : Bacilles vivants.*

Expérience 18 *(29 juin).* — *Lapin* pesant 1 kilo 390. Reçoit sous la peau du flanc gauche 1 centimètre cube d'une émulsion de *bacilles morts et dégraissés* [0 gr. 10 dans 5 centimètres cubes de sérum physiologique]. Pas de montée de la température.

10 juillet. — A l'oreille gauche, nodule dur, gros comme une cerise. Reçoit à la base de l'oreille gauche 2/10 de centimètre cube d'une émulsion légère de *bacilles vivants*, à 3 heures du soir.

Températures :	à 9 h. m.,	39°2
	à 6 h. s.,	39°1
le lendemain :	à 9 h. m.,	39°2
	à 6 h. s.,	38°8

17 juillet. — Au flanc gauche, nodule gros comme une cerise; n'a pas augmenté. A l'oreille gauche, nodule dur, de la grosseur d'un petit pois.

31. — Les lésions n'ont pas augmenté. Poids : 1 kilo 925.

1er septembre. – Poids : 2 kilos 250. A l'oreille gauche, nodule caséeux gros comme une petite noisette; au flanc gauche, petite amande scléreuse.

17 octobre. — Mort.

Autopsie. — Le tissu cellulaire sous-cutané du flanc gauche est violacé, avec un noyau scléreux de la grosseur d'une noisette, contenant de la substance caséeuse très épaisse. A l'oreille gauche, tumeur fluctuante de la grosseur d'un gros pois et contenant du pus.

Aucune trace de lésions tuberculeuses : Cœur gros, reins gros. congestionnés. Poumons, rate, foie sains.

Expérience 19 *(29 juin).* — *Lapin* pesant 2 kilos. Reçoit sous la peau du flanc gauche, 1 cent.³ 1/2 d'une émulsion de *bacilles morts et dégraissés*, (0 gr. 10 dans 5 centimètres cubes de sérum physiologique).

3 août. — Reçoit, sous la peau du flanc droit 0 gr. 01 de *bacilles morts et dégraissés*, dans 1 centimètre cube de sérum physiologique. Poids : 2 kilos 045.

Au point de la 1re inoculation, il existe un gros nodule, gros comme une belle cerise, dur, et à côté deux autres petits nodules.

11. — A droite, tumeur de la grosseur d'une fève, rougeur, fluctuation, sans doute abcès.

12. — Reçoit, à 3 heures, à la base de l'oreille gauche, 1/2 centimètre cube d'une émulsion *de bacilles vivants.*

Températures : à 9 h. m., 38°8
à 6 h. s., 38°9
le lendemain : à 9 h. m., 38°2
à 6 h. s., 38°6

14 août. — Au flanc gauche, même lésion ; au flanc droit, abcès qui tend à s'ouvrir ; à la base de l'oreille, petit nodule, mou et dépressible. Poids : 2 kilos 055.

1er septembre. — Flanc gauche, petite amande scléreuse, flanc droit, abcès ouvert ; oreille, abcès ouvert. Poids : 2 kilos 300.

Expérience 20 (*29 juin*). — *Cobaye* pesant 550 grammes. Reçoit sous la peau du flanc gauche 1/2 centimètre cube d'une émulsion de *bacilles morts et dégraissés,* (0 gr. 10 dans 5 centimètres cubes de sérum physiologique).

10 juillet. — Reçoit, à 3 heures du soir, sous la peau du flanc droit, 2/10 de centimètre cube d'une émulsion légère de *bacilles vivants.*

Températures : à 3 h. 1/2 s., 39°3
à 6 h. s., 39°
à 9 h. m., 38°2
à 6 h. s., 38°6

17 juillet. — Au flanc gauche, nodule scléreux, de la grosseur d'une fève ; à droite, nodule assez mou, de la grosseur d'une noisette.

31 juillet. — Même chose à gauche ; à droite, l'abcès s'est ouvert, et il reste une cicatrice avec un peu d'induration autour.

15 août. — Poids : 415 grammes.

Mort le 20 août.

B. — 2e *inoculation : Ethéro-bacilline.*

Expérience 21 *(29 juin).* — *Cobaye* pesant 490 grammes. Reçoit sous la peau du flanc gauche 0 gr. 01 de *bacilles morts et dégraissés* en émulsion. Cette injection a donné une poussée de température de plus d'un degré.

31 juillet. — La lésion est toujours restée grosse comme un pois et scléreuse.

3 août. — Reçoit sous la peau du flanc droit une nouvelle émulsion de *bacilles morts et dégraissés.* Petite poussée de température.

12. — Reçoit sous la peau du dos, côté gauche, une émulsion *d'éthéro-bacilline* humaine [0 gr, 01 environ], à 3 heures du soir.

Températures :	à 9 h. m.,	38°3
	à 6 h. s.,	38°5
le lendemain :	à 9 h. m.,	38°3
	à 6 h. s.,	38°5

Le *11 octobre*, les lésions se sont complètement résorbées.

Expérience 22 (*5 août*). — *Lapin* pesant 1 kilo 900. Il reçoit sous la peau du flanc gauche une émulsion de *bacilles morts et dégraissés* [0 gr. 02]. Légère poussée de température.

10 août. — Infiltration.

11 août. — Reçoit, à 3 heures du soir, sous la peau du flanc droit une émulsion d'*éthéro-bacilline* humaine [0 gr. 03 centigrammes].

Températures :	à 9 h. m.,	38°4
	à 6 h. s.,	38°5
le lendemain :	à 9 h. m.,	38°1
	à 6 h. s.,	38°5

14 août. — A gauche, nodule gros comme une noisette; à droite, rien : Poids : 1 kilo 715.

Mort le 11 octobre.

Expérience 23 (*5 août*). — *Cobaye* pesant 500 grammes. Reçoit sous la peau du flanc gauche une émulsion de bacilles morts et dégraissés [0 gr. 01]. Poussée de température.

10 août. — Noyau d'induration de la grosseur d'un pois à gauche.

11 août. — Reçoit sous la peau du flanc droit une émulsion d'*éthéro-bacilline humaine*, à 3 heures du soir.

Températures :	à 9 h. m., 37°7
	à 6 h. s., 37°3
le lendemain :	à 9 h. m., 37°4
	à 6 h. s., 37°9

14 août. — Plus trace de lésions. Poids : 350 grammes.

C. — 2e *inoculation : Bacilles morts et dégraissés*

Expérience 24 (*5 août*). — *Lapin* pesant 1 kilo 890. Reçoit sous la peau du flanc gauche 0 gr. 02 de *bacilles morts et dégraissés* en émulsion. Légère poussée de température.

10 août. — Pas de lésion à gauche.

11 août. — Reçoit sous la peau du flanc droit une émulsion de *bacilles morts et dégraissés* [0 gr. 01], très légère montée de température.

14 août. — Plus trace de lésions. Poids : 1 kilog 750.

INDEX BIBLIOGRAPHIQUE

Arloing. — Essai sur la différenciation expérimentale de la scrofulose et de la tuberculose. *Revue de Méd.*, 1887, p. 97. — *Leçons sur la tuberculose et certaines septicémies*, 1892, p. 236.

Armand-Delille. — *Rôle des poisons du bacille de Koch dans la méningite tuberculeuse et la tuberculose des centres nerveux*. Thèse de Paris, G. Steinheil, 1903.

Auclair. — *Etude expérimentale sur les poisons du bacille tuberculeux humain*, Thèse de Paris, G. Steinheil, 1897, et *Revue de la Tuberculose*, juillet 1898.

Bernard et Salomon. — *Journal de phys. et de path. gén.*, 1904.

Bertherand. — *Le diagnostic de la tuberculose pulmonaire des jeunes enfants*. Thèse de Paris, G. Steinheil, 9 septembre 1895.

Bouchard. — *Traité de Médecine*. Article : Tuberculose.

Brocq. — *Traitement des maladies de la peau*. Chap. : Lupus.

Brouardel et Gilbert. — *Traité de Médecine et de thérapeutique*, Maladies des méninges, p. 306.

Charrin. — Tuberculose et Morve, auto-inoculation et réinoculation, *Revue de Méd.*, 1885, p. 463.

Courcoux et Ribadeau-Dumas. — Cellules géantes développées dans le foie à la suite de l'injection par la veine-porte de chloroformo-bacilline, *Société de Biologie*, 24 déc. 1904.

Dubois-Havenith. — *Du lupus vulgaire*, 1890, p. 49.

Duplay et Reclus. — *Traité de Chirurgie*, Tome I, Tuberculose.

Gaucher. — *Leçons sur les maladies de la peau*, p. 627.

Grancher et Ledoux-Lebard. — Tuberculose humaine et aviaire. Action de la chaleur sur la fertilité et la virulence des bacilles tuberculeux, *Arch. de Méd. exp.*, janvier 1891.

Hammerschlag. — Ueber backteriol. chem. Untersuchung der Tuberkelbacillen, *Correspondenzblatt f. Schweizer Aertze*, 1888. *Centralbl. f. klin. Med.*, 1891.

Himmel. — *Les rapports du Lupus et de la Tuberculose*, 1893, p. 680.

Hutinel. — *Société Méd. des Hôpitaux*, 1895.

Leloir. — Recherches expérimentales sur l'inoculation des produits scofulo-tuberculeux. *Congrès de la Tuberculose*, 1893, p. 680.

Maffucci. — Ueber die Wirkung der reinen sterilen Culturen der Tuberkelbacillen, *Centralbl. f. allg. Path.*, 1890.

Marmorek. — Effets de la tuberculine injectée immédiatement après l'injection tuberculeuse *C. R. de la Soc. de Biol.*, 1903, p. 1650.

Mettetal. — Thèse de Paris, 1904.

Lannelongue. — Complications articulaires chez un lupique, *Bull. Méd.*, 1890, p. 1122.

Oppenheim et Loeper. — *Arch. Gén. de Méd.*, 1903.

Prudden et Hodenpyl. — Studies on the action of dead bacteria in the living body, *New York Med. Jour.*, juin 1904.

Radiguer. — *Rôle des toxines tuberculeuses locales dans le processus tuberculeux*, Thèse de Paris, G. Steinheil, 1905.

Renzi (de). — *La Tissichezza pulmonare*, Naples, 1889.

Strauss. — *La Tuberculose*, 1895.

Strauss et Gamaleia. — Contribution à l'étude du poison tuberculeux, *Arch. de Méd. exp. et anat. path.*, 1891, p. 1050.

Unna. — Lupus auto-inoculation, *Annales de Dermatologie*, 1892, p. 238.

Viard et Coutelas. — *Revue de la Tuberculose*, 1905.

TABLE DES MATIÈRES

Le Mans. — Imprimerie Monnoyer. — XII-1905.

www.ingramcontent.com/pod-product-compliance
Ingram Content Group UK Ltd.
Pitfield, Milton Keynes, MK11 3LW, UK
UKHW020348250726
13967UKWH00005B/2182

9 782011 909671